# NOTICE



SUR

## L'ASSAINISSEMENT DE LA VILLE DE PAU

EXPOSITION UNIVERSELLE DE 1900.

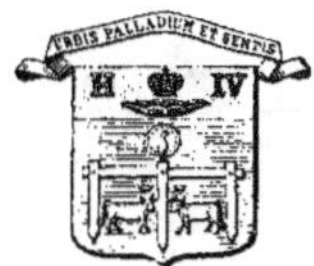

# NOTICE

SUR

# L'ASSAINISSEMENT DE LA VILLE DE PAU

PAR

## M. le Docteur BARTHÉ

DIRECTEUR DU BUREAU MUNICIPAL D'HYGIÈNE

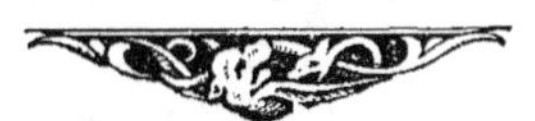

PAU

IMPRIMERIE-STÉRÉOTYPIE GARET, RUE DES CORDELIERS, 11

J. EMPÉRAUGER, IMPRIMEUR

—

1900

# NOTICE

SUR

# L'ASSAINISSEMENT DE LA VILLE DE PAU

## — I —

## DONNÉES PRÉLIMINAIRES

La ville de Pau est située à 3o kilomètres de la montagne et à 100 kilomètres de la mer dans une région favorisée par la douceur de la température et le calme habituel de l'atmosphère, épisodiquement troublé toutefois par les vents d'Ouest et de Nord-Ouest qui apportent de l'Océan, avec des ondées peu prolongées, un air pur, aseptique, vivifiant.

Elle s'élève, face à la chaîne des Pyrénées, à l'altitude moyenne de 210 mètres, sur un plateau qui déroule son long ruban du Sud-Est au Nord-Ouest, de Pontacq à l'Adour, sur une largeur d'environ 5 kilomètres. Ce plateau, qui s'incline insensiblement vers le Nord-Ouest, présente, à hauteur de Pau, une double pente transversale déterminée par la ligne de partage des eaux du Gave et du Luy de Béarn ; Pau se trouve exactement à la limite du versant méridional, avant que le plateau ne s'abaisse en pentes abruptes vers la vallée du Gave qu'il surplombe de

36 mètres ; il s'y étend sur les bassins des ruisseaux le Hédas et le Coudères, deux petits affluents du Gave, descend par la Basse-Ville dans la vallée du Gave et envoie par la rue du XIV Juillet un long prolongement sur la rive gauche de cette rivière.

La composition géologique du sol diffère dans la vallée et sur le plateau.

Dans la vallée, le sol est formé d'alluvions modernes qui reposent sur un lit accidenté de Poudingue de Palassou ; ces alluvions, perméables à l'air et à l'eau sur une profondeur de plusieurs mètres, se prêtent généralement bien à la prompte décomposition des matières organiques et à la salubrité des habitations.

Sur le plateau, le sol est un terrain de diluvium quaternaire, reposant aussi sans doute sur le même substratum de Poudingue, mais dont les couches superficielles sont imperméables ; ce diluvium est, en effet, constitué de bas en haut d'un banc de sable, d'une puissance toujours supérieure à 5 mètres, surmonté d'un agglomérat très dur et imperméable de sable, de galets et d'argile, qui est lui-même recouvert d'une couche d'argile d'une épaisseur moyenne de 1 mètre. Le tout est superficiellement revêtu de 1 mètre à $1^m,20$ de terre végétale.

Il résulte de cette disposition que les eaux pluviales et autres, après avoir traversé la couche de terre végétale, sont maintenues à une faible profondeur par la couche d'argile et cheminent à sa surface, sous forme de nappe superficielle, en suivant les lignes de plus grande pente, jusqu'à ce qu'elles rencontrent un débouché extérieur (fossé, ruisseau) par où elles s'échappent définitivement, ou une dépression, en forme de cuvette, où elles séjournent en formant un marais ou un étang.

Le banc de sable sous-jacent à l'argile contient une

immense collection aqueuse qui, pendant longtemps, a
fourni à la population son unique eau d'alimentation par
plus de 400 puits publics ou particuliers et par des sources
qui jaillissent nombreuses des flancs abrupts du plateau,
partout où les érosions du sol ont mis à nu la couche de
sable aquifère.

Cette constitution géologique entraîne diverses consé-
quences hygiéniques importantes.

Le plateau, appelé Lande du Pont-Long, est encore
aujourd'hui inculte et inhabité dans la plus grande partie
de son étendue ; il n'y pousse guère que des ajoncs épineux,
des fougères, des bruyères qui fournissent une litière et
surtout un fumier très appréciés, et des herbages divers qui
naissent et meurent sur place enrichissant le sol par leurs
dépôts successifs. Dans ce sol vierge, que le soc de la
charrue n'ameublit jamais, les phénomènes de la capillarité,
s'exerçant dans toute leur puissance à travers les pores
ténus d'un sol compact, peu aéré, l'eau de la nappe superficielle s'élève jusqu'à la surface, entretenant l'humidité de
l'atmosphère et s'opposant à la bonne décomposition des
matières organiques.

L'humidité atmosphérique, en dehors des fortes averses,
se tient toujours assez loin de son point de saturation, mais
elle est cependant très perceptible en toutes saisons à la
naissance et à la chute du jour ; jointe à la douceur de la
température et au calme habituel de l'atmosphère, elle
contribue à procurer la sédation qui est un des attributs
les plus remarquables du climat de Pau.

Quant aux matières organiques, on sait que dans le cycle
de dégradations qu'elles subissent pour retourner au règne
minéral, elles se solubilisent et sont entraînées dans le sol
par les eaux pluviales. — Dans la partie inculte du plateau,
les matières organiques, végétales le plus souvent, pénè-
trent ainsi dans un sol abreuvé, où leur décomposition

complète est indéfiniment retardée ; la surface du sol s'épure aux dépens des couches plus profondes ; de là, sans doute, cette particularité que, malgré la réunion des trois facteurs essentiels de l'impaludisme, la chaleur, l'humidité et la richesse en produits organiques végétaux, le Pont-Long ne donne lieu à aucun accident imputable à cette intoxication, tant que l'intégrité de la surface du sol est respectée : un poste de soldats séjourne en permanence sur la lande pour la garde de la butte de tir sans qu'il en résulte le moindre inconvénient. Les marais eux-mêmes, soit que, situés sur les parties les plus déclives, ils se maintiennent toujours à un degré suffisant d'imbibition, soit qu'ils soient trop éloignés des habitations, ne paraissent pas doués d'une influence nocive spéciale. Mais, il n'en est pas de même si, par des travaux de terrassement ou de défrichement, on vient à exhumer les couches riches en produits organiques végétaux dont la décomposition est restée suspendue ; dans ces nouvelles conditions, au contact de l'oxygène de l'air, ces détritus tombent dans une dé-composition rapide qui paraît favorable au développement des hématozoaires de l'impaludisme ; c'est ainsi que, les défrichements ayant été poussés avec une rare activité vers l'année 1864, M. le Docteur Duboué observa, ainsi qu'il l'a relaté dans son ouvrage (Impaludisme 1867), une explosion d'impaludisme peu grave d'ailleurs et qui cessa avec l'ex-tension des défrichements. Aujourd'hui, jusqu'au troisième kilomètre en dehors des limites de la ville agglomérée, le sol, partout asséché par le drainage, ameubli par le labour, assaini par la culture, paraît être devenu inerte au point de vue paludéen ; sa nocuité s'est transformée en une activité bienfaisante qui se traduit par une fertilité remarquable ; la lande a fait place à des fermes prospères et à de coquettes villas entourées d'une végétation luxuriante, et il n'est plus fait mention d'impaludisme ni à Pau, ni dans ses environs immédiats. — Dans les mêmes conditions d'aération et d'assèchement, bien que la couche épuratrice soit un peu faible, les terrains cultivés sont également aptes à la combustion complète de l'engrais qu'on leur incorpore pour les besoins de la culture. — Mais, lorsque le sol n'est pas périodiquement ameubli et que la souillure est à la fois intense et permanente, comme celle qui provient d'une écurie, d'un fumier et surtout d'une fosse d'aisances non étanche, l'épuration n'est pas toujours parfaite et les eaux de la nappe superficielle peuvent être gravement polluées par des produits organiques incomplètement modifiés et éventuellement par des germes pathogènes. Sans doute la couche d'argile, par sa continuité, constituerait une protection suffisante contre la pénétration de ces impuretés dans les eaux potables de la nappe profonde ; mais les puits établissent des communications directes entre les deux nappes et, ainsi que des analyses récentes en font foi, l'eau des puits est fréquemment contaminée et la souillure tend à retentir sur la nappe en aval. Aussi, tant que la ville de Pau, soumise au régime des fosses peu ou point étanches, s'est alimentée en eaux de son sous-sol, la fièvre typhoïde et les gastro-entérites des enfants du second âge ont-elles sévi avec une fréquence regrettable dans sa population.

Cette situation n'était pas compatible avec la prospérité croissante de la Ville et l'afflux toujours plus considérable d'une riche clientèle d'hiver, particulièrement soucieuse des lois de l'hygiène ; elle imposait à sa municipalité l'impérieux devoir d'assurer l'assainissement de l'air, du sol et de l'eau, et de faire de Pau une station répondant à toutes les exigences de l'hygiène moderne. Les éminents administrateurs, qui, depuis 40 ans, ont présidé à ses destinées, n'ont pas failli à cette noble tâche et l'ont menée à bonne fin avec une persévérance et un esprit de suite vraiment admirables.

———

2.

## — II —

# ASSAINISSEMENT

## I° Alimentation Hydraulique.

Le premier pas dans la voie de l'assainissement fut fait, en 1865, par l'adduction d'eaux de source en abondance.

L'alimentation hydraulique de la ville de Pau s'effectue au moyen d'eau prise à raison de 100 litres par seconde (environ le vingtième du volume débité) à l'Œil du Néez, source qui jaillit à la cote 305 dans la haute vallée de Rébénacq, à 16 kilomètres et demi de Pau. Les eaux sont captées à leur sortie et amenées au réservoir de distribution de Guindalos, à 2 kilomètres et demi de la Ville, par une conduite souterraine en béton de ciment qui se tient toujours à une profondeur moyenne de 1 mètre et qui présente un développement de 22.376 mètres. Le réservoir de distribution de Guindalos a été construit à la cote 240, sur les coteaux de la rive gauche du Gave qui dominent la Ville ; entièrement en maçonnerie, enterré en déblai et recouvert de voûtes qui supportent une couche uniforme de 1 mètre de terre, il a une capacité de 1.800 mètres cubes ; il sert à emmagasiner l'eau qui, pendant la nuit, n'est pas utilisée et à alimenter directement la Ville lorsque, pour une cause quelconque, une interruption dans la conduite d'amenée devient nécessaire. Du réservoir de Guindalos partent les conduites maîtresses de distribution, au nombre de deux, forcées, en fonte, qui franchissent parallèlement la vallée du Gave de Pau dont la dépression à la rue du XIV Juillet est à l'altitude de 174 mètres, et dès leur entrée en Ville prennent des directions divergentes et se subdivisent en des conduites secondaires de plus en plus fines pour desservir les divers quartiers. Tout le système forme un réseau maillé de 45.291 mètres de développement. Les conduites sont enterrées sous la chaussée à une profondeur de 0<sup>m</sup>,60.

En marche normale, l'eau est en pression de deux atmosphères à l'Avenue Thiers, point le plus élevé et le plus éloigné de la ville agglomérée ; elle y arrive aux étages supérieurs.

Le débit quotidien de la conduite hydraulique est de 8.640 mètres cubes. L'eau est distribuée à volonté sur tous les points de la Ville par 94 bornes-fontaines, 234 bouches d'arrosage ou d'incendie, 23 effets d'eau d'urinoir, 9 abreuvoirs et lavoirs et 31 appareils de chasse pour les égouts. En outre, la Ville concède aux propriétaires le droit d'en approvisionner leurs immeubles, moyennant paiement d'une redevance fixe annuelle de 12 fr. augmentée d'une taxe également annuelle de 4 fr. par hectolitre journalier ; le compteur n'est obligatoire que pour les établissements industriels qui font une grosse consommation d'eau ; la taxe n'est alors que de 2 fr. 50. Le nombre des concessions d'eau qui va se multipliant chaque jour est de 1.074, dont 229 concessions industrielles.

L'alimentation hydraulique a coûté en chiffres ronds : 1.450.000 francs.

L'Œil du Néez, ainsi que son volumineux débit pouvait le faire pressentir, n'est pas une source vraie, c'est-à-dire une source fournissant de l'eau filtrée et épurée par un long trajet à travers les pores du sol ; des expériences de coloration à la fluorescéine, faites en 1898, démontrent avec toute certitude que cette source est vauclusienne, qu'elle est formée par une dérivation souterraine du Gave d'Ossau et que le point de pénétration le plus important est situé en regard d'Arudy, à la cote 392, à environ 4.100 mètres au Sud-Sud-Ouest de l'Œil du Néez.

L'étude géologique du sol de la vallée d'Ossau donne la clef de ce phénomène : elle montre, en effet, que pendant la période glacière quaternaire, la moraine frontale du glacier d'Ossau vint, par le travers de Sévignacq, barrer le cours du Gave d'Ossau qui se faisait alors par la vallée du Néez. Le Gave prit son écoulement vers Oloron en se creusant un lit profond et encaissé entre deux murailles calcaires, mais toutes les eaux ne suivirent pas cette voie : une partie, trouvant à s'infiltrer à travers les débris morainiques, continua à suivre l'ancien lit pour venir jaillir sur les confins de la moraine à Rébénacq.

L'eau du Gave met 19 heures environ pour franchir les 4.100 mètres de trajet souterrain.

Nous possédons une analyse complète de ces eaux faite, en 1898, par le Laboratoire du Comité consultatif d'Hygiène publique de France ; elle a porté sur une série de quatre échantillons prélevés à l'entrée de la dérivation souterraine du Gave à Arudy, à l'Œil du Néez, au réservoir de Guindalos et à un robinet de la canalisation en ville, en tenant compte du temps approché que met l'eau pour aller d'un point à un autre.

Cette analyse, qui confirme l'identité des eaux de l'alimentation hydraulique et du Gave d'Ossau, atteste la bonne qualité de l'eau des quatre échantillons, y compris celui du Gave d'Ossau ; la matière organique se maintient partout au-dessous du milligramme toléré par le Comité consultatif ; les nitrates sont à l'état de faibles traces, l'ammoniaque de traces très faibles ; les chlorures n'excèdent pas 0,006 milligrammes par litre ; enfin, l'examen bactériologique n'a décelé que 206 germes aérobies par centimètre cube.

Mais, ainsi que l'on sait, la composition des eaux de rivière est très variable et une seule analyse, bien que faite dans des conditions de beaucoup les plus communes, n'est pas une garantie suffisante de la pureté constante de ces eaux. De nouveaux examens sont indispensables aux différentes époques de l'année, dans des conditions météorologiques et telluriques diverses et notamment à la suite d'une crue d'orage accompagnée d'un trouble notable, ou encore pendant une journée pluvieuse d'hiver sans soleil. Il importe, en définitive, de s'assurer si les 32 kilomètres, à l'évaluation la plus faible, qui séparent le point de consommation en ville de l'entrée de la dérivation souterraine d'Arudy et pendant lesquels l'épuration spontanée doit continuer à agir avec énergie, constituent, dans tous les cas, une protection suffisante contre les souillures qui peuvent assaillir le Gave d'Ossau. L'alimentation hydraulique ayant été, ainsi que nous l'établissons plus loin, un des principaux facteurs de l'assainissement de Pau, nous avons tout lieu d'espérer que ces nouvelles analyses seront encore favorables.

## 2° Égouts.

L'alimentation hydraulique détermina la construction des égouts ; l'énorme masse d'eau, amenée de l'Œil du Nécz, constituait, en effet, un moteur dont la puissance assurait l'éloignement rapide, par une canalisation appropriée, des matières usées par la vie journalière.

La Ville, en tant qu'agglomération urbaine, occupant trois bassins, le bassin du Coudères au Nord, celui du Hédas au Centre et celui du Gave au Sud, un projet complet et rationnel d'égouts devait se composer de trois systèmes, possédant chacun un collecteur et des égouts secondaires : mais la situation respective des trois bassins a permis la modification suivante : un collecteur général, créé de toutes pièces, reçoit les collecteurs secondaires du Coudères et du Hédas, avant la chute de ce dernier dans la Basse-Ville, et le quartier de la rive droite du Gave est desservi par le cours inférieur du Hédas concurremment avec le canal des usines Heïd.

La construction de ce vaste réseau d'égouts, commencée en 1874, a été achevée en 1899.

Pau pratique le « *tout à l'égout* » et la même canalisation admet les eaux résiduaires et les eaux pluviales.

**Collecteur général.** — Le Collecteur général, qui est l'émissaire de la totalité des eaux des bassins du Coudères et du Hédas, commence à quelques mètres en amont du pont du Château, traverse en souterrain la Basse-Plante et le Parc National pour aller déboucher dans le canal des usines Heïd, à 500 mètres des habitations les plus rapprochées. Entièrement en maçonnerie, il est du type qui correspond aux N$^{os}$ 6 et 6$^{bis}$ de l'album de Belgrand, avec les dimensions suivantes : 3$^m$,55 du radier au plafond, 2$^m$,50 à la panse ; la banquette mesure 0$^m$,60 de hauteur sur 0$^m$,60 de largeur ; la pente varie de 0$^m$,007 à 0$^m$,010. la longueur totale du Collecteur général est de 666 mètres.

**Collecteur secondaire du Hédas.** — Ce Collecteur prend le lit même du Hédas, très encaissé et à pente rapide en ville ; pour adapter le ruisseau à ces fonctions, il a suffi de régulariser sa pente à 0$^m$,025 par mètre et d'adoucir ses coudes trop accentués par des courbes de raccordement d'au moins 10 mètres de rayon. Le lit ainsi aménagé a été revêtu de maçonnerie sur une épaisseur au radier de 0$^m$,25, aux pieds-droits de 0$^m$,70 et à la voûte de 0$^m$,30 ; la banquette est médiane. La hauteur de la banquette au plafond varie de 1$^m$,75 à 1$^m$,85 ; la largeur est uniformément de 2$^m$,50. La longueur du Collecteur secondaire du Hédas est de 1.240 mètres.

**Collecteur secondaire du Coudères.** — Ce Collecteur se borne à côtoyer à distance, sur une partie de son parcours, le ruisseau le Coudères ; il consiste en un aqueduc ovoïde en béton de ciment de 0^m,20 d'épaisseur qui présente un vide en hauteur de 1^m,75, en largeur de 1^m à la panse. Sa pente ne descend jamais au-dessous de 0^m,005 par mètre. Il a une longueur de 1.644 mètres.

**Égouts ordinaires.** — Les égouts qui desservent les rues sont les uns en béton de ciment, les autres en tuyaux de grès vernissés.

Les égouts en béton de ciment affectent la forme ovoïde.
— Le type N° 1, exécuté sur une longueur de 16.824^m, rappelle par ses dimensions le Collecteur secondaire du Coudères et est, comme lui, visitable ; l'épaisseur de l'enveloppe n'est que de 0^m,17.
— Le type N° 2 mesure un vide de 1^m,20 en hauteur et de 0^m,80 de largeur à la panse ; l'épaisseur de l'enveloppe est de 0^m,15 ; il est à la rigueur visitable. Il a été utilisé sur une longueur totale de 1.864 mètres pour les courbes et les coudes de la canalisation en tuyaux de grès vernissés.
— Le type N° 3 offre des dimensions encore plus réduites : 0^m,70 sur 0^m,60 avec une épaisseur de béton de 0^m,12. Il a été employé dans les cheminées de chute.
— Le type N° 4, 0^m,50 sur 0^m,40 avec 0^m,10 d'épaisseur, forme, sous la voie publique, les canalisations des maisons branchées aux égouts.

La pente minima des égouts en béton de ciment est de 0^m,005 par mètre.

La cuvette et les pieds-droits des égouts en maçonnerie et en béton de ciment sont recouverts d'un enduit au mortier de ciment pour favoriser l'écoulement des matières à basses eaux.

Les égouts en tuyaux de grès vernissés ont été préférés pour les rues susceptibles de peu d'extension. Cylindriques, d'un diamètre variant de 0^m,225 à 0^m,380 suivant le volume d'eaux pluviales qu'ils peuvent être appelés à écouler. ils ont une pente qui ne descend jamais au-dessous de $0^m,008$ par mètre. Il existe 3.326 mètres d'égouts de ce type.

Tous les égouts ordinaires sont indistinctement placés à une profondeur minima de $3^m,20$, de manière à recevoir même les eaux des étages de soubassement.

L'ensemble de la canalisation fonctionne d'une manière très satisfaisante ; les égouts ont remarquablement peu d'odeur ; toutes les parties en sont étanches ; la capacité et les pentes ont été calculées pour satisfaire à l'écoulement d'une averse de 125 litres par seconde et par hectare de bassin versant, ce qui ne se présente jamais à Pau ; les parois, et principalement celles du Collecteur général, ont été construites de manière à résister aux vitesses d'affouillement qu'elles sont exceptionnellement exposées à supporter par les gros orages. A basses eaux, les matières diluées dans un minimum de 285 litres d'eau par seconde fournis par les eaux de l'alimentation hydraulique, des puits et des sources du plateau sont entraînées avec une grande rapidité ; en outre, 31 appareils de chasse automatiques du système Geneste, Herscher et $C^{ie}$ placés le long des égouts en poterie fonctionnent 6 fois en 24 heures en lançant chaque fois 2 à 3 mètres cubes d'eau ; ces chasses rapides, à haute pression, sont d'une remarquable efficacité ; elles constituent le principal moyen de curage pour les égouts de petite dimension.

Une équipe d'un égoutier, d'un aide-égoutier et de deux ou trois auxiliaires suffit au bon entretien de la canalisation.

La construction du réseau d'égouts a coûté environ : 1.650.000 francs.

**Canalisation intérieure des maisons.** — La canalisation intérieure des maisons a été réglementée par l'arrêté municipal du 7 Septembre 1874 :

« Les matières des latrines et les eaux ménagères seront déver-
» sées dans des conduites particulières à l'aide de tuyaux en fonte
» pourvus d'un siphon ou d'un appareil Rogier Mothes situé entre
» l'égout et l'orifice du cabinet d'aisances le plus rapproché de
» l'égout.
» Chaque cabinet d'aisances sera muni d'un appareil inodore
» alimenté par des eaux abondantes ; il devra être mis en commu-
» nication avec un tuyau d'évent débouchant à l'extérieur à un
» niveau supérieur à celui des lucarnes les plus élevées du toit.
» Une petite cuvette inodore en fonte ou en cuivre sera également
» placée à chaque pierre d'évier, indépendamment d'un obturateur
» de même nature que celui des cabinets d'aisances qui sera placé
» vers le tuyau de chute, lorsque ce tuyau sera indépendant de
» celui des latrines. »

Grâce à cette judicieuse installation des canalisations intérieures des maisons, les mauvaises odeurs ne font pas retour dans les appartements et les causes principales d'insalubrité des habitations ont été écartées.

Pau ne pratique pas seulement le « *tout à l'égout* », il pratique aussi le « *tout au Gave* » par l'intermédiaire du canal des usines Heïd. Cette disposition a été tolérée parce que les terrains avoisinant Pau ne se prêtent pas à l'épandage et que, du reste, le déversement au Gave, qui est une pratique déjà ancienne, n'a jamais présenté d'inconvénients. Toutes les conditions, en effet, reconnues nécessaires à l'innocuité du déversement à la rivière, la grande dilution des eaux d'égout, la vitesse torrentueuse de la rivière, l'absence d'une agglomération riveraine jusqu'au point où l'épuration a dû devenir effective, se trouvent réunies ici. Les matières résiduaires déjà diluées dans un minimum de 285 litres d'eau par seconde sont reçues par le canal des usines Heïd qui débite en permanence 6 mètres cubes par seconde et se jette lui-même dans le Gave dont le débit à l'étiage ne descend jamais au-dessous de 12 mètres cubes. La vitesse de l'eau dans le canal, mais dans le Gave surtout, est tellement torrentueuse que souvent le lit du Gave change par déplacement de son fond de galets ; les impu-

retés de l'égout y sont désagrégées et oxydées avant d'avoir
pu se déposer. Enfin, la population de la vallée du Gave,
jusqu'à 40 kilomètres en aval, n'habite pas sur les bords de
la rivière mais au pied des coteaux qui bordent la vallée et
elle ne s'alimente pas avec ses eaux parce qu'elles sont
souvent troubles et qu'elles sont accusées de donner le
goître.

Les égouts ne se bornent pas à combattre directement
l'infection de l'air, du sol et de l'eau du sous-sol en
s'emparant dès leur production de la plus grande partie
des immondices, ils agissent encore indirectement sur la
pureté des eaux de la nappe souterraine en empêchant dans
les ilots de maisons qu'ils circonscrivent l'accès des eaux
de la nappe superficielle et par suite la diffusion des
souillures vers les puits. Cependant cette protection n'est
pas encore parfaite : d'analyses récentes émanant du
Laboratoire du Comité consultatif d'Hygiène et du Laboratoire de Bactériologie de Pau, il résulte : 1° que toutes
les eaux du sous-sol contiennent une surabondance de
chlorures et de nitrates, résidus de la décomposition des
matières organiques que la population répand tout autour
d'elle ; 2° que cette souillure en sels salins suspects est
proportionnée à la souillure de la surface du sol et que,
rapportée à la même longueur, elle était, en 1898, 40 fois
plus considérable dans la zone des fosses de la ville agglomérée que dans la zone de la ville canalisée, et 80 fois plus
que dans la zone des fermes et des villas ; 3° que les fontaines débitant l'eau du sous-sol sont, par un temps sec, d'une
pureté microbienne excessive, mais que, dans des conditions
météorologiques opposées, la teneur en germes, en matière
organique et en sels suspects augmente dans des propor-
tions variables ; 4° enfin, que les puits sont fréquemment
souillés par des infiltrations d'eaux superficielles conta-
minées.

Aussi, dans sa séance du 12 Juillet 1898, le Conseil départemental d'Hygiène a-t-il cru devoir déclarer que l'usage alimentaire de toutes les eaux du sous-sol de la Ville, sans ébullition préalable, est dangereux.

Ce danger est assurément plus grave pour les puits où la souillure ne subit l'action atténuante d'aucune filtration ; mais les fontaines elles-mêmes ne sont pas à l'abri de tout soupçon, parce que, comme tous les filtres naturels au sable, le filtre souterrain est traversé par des veines de plus facile pénétration qui peuvent leur amener des souillures insuffisamment filtrées.

Cette situation n'est pas irrémédiable sans doute, mais il est difficile de la faire cesser ; il faudrait adopter une construction plus rationnelle des puits, qui empêchât la pénétration des eaux de ruissellement et de lavage et des eaux de la nappe superficielle : et surtout, il faudrait créer autour de chaque puits un large périmètre de protection, dont les limites doivent nécessairement varier suivant la pente du sol et la puissance de diffusion des foyers d'infection avoisinants, mais qui ne paraissent pas devoir être inférieures, dans la ville canalisée, à 50 mètres en amont et sur les côtés et à 10 mètres en aval ; dans la zone non canalisée, où les fosses et les puisards règnent en maîtres incontestés, il ne serait pas exagéré de porter ces limites à 100 mètres en amont et sur les côtés et à 20 mètres en aval.

Le danger de cette contamination des eaux potables a éveillé l'ardente sollicitude d'un de nos plus éminents concitoyens, coutumier des œuvres de bienfaisance, et, dès le commencement de l'année 1898, avant même que le Conseil d'Hygiène n'ait été appelé à délibérer sur la question des eaux du sous-sol, M. A. de Lassence, Président de la Société Générale de Secours Mutuels du Hameau de Pau, instituait un concours, avec prix en argent et en nature, en faveur des sociétaires qui auraient le mieux adapté par leur travail personnel les alentours de la maison qu'ils habitent à la protection des eaux potables des puits, à l'aspect salubre et propre de la cour d'entrée, à l'entassement en dehors de la cour principale et à la conservation des principes fertilisants du fumier. Cette œuvre philanthropique paraît avoir déjà produit d'heureux résultats sur la morbidité des habitants du Hameau.

### 3° Police sanitaire, Hygiène urbaine.

Pendant que ces grands travaux étaient exécutés au fur et à mesure des ressources disponibles, aucun détail de police sanitaire ou d'hygiène urbaine n'était négligé.

Un service de balayage très complet a été organisé et emploie 3o cantonniers et 86 femmes.

Il est pourvu à l'arrosage par 26 tonneaux à bras et 4 tonneaux attelés.

Les ordures ménagères, contenues dans des récipients mobiles, sont méthodiquement enlevées tous les matins en même temps que les boues des rues.

Les dépôts d'immondices, de fumiers, de même que les industries insalubres, dont la présence au centre d'une agglomération pourrait présenter des dangers, ont été soigneusement éloignés des habitations.

L'Abattoir a été rélégué loin de la Ville sur le cours du Gave, en aval, et un service très complet d'inspection des viandes y vérifie les bêtes sur pied et les viandes et les viscères après l'abatage.

Des halles spacieuses et bien aérées ont été construites et sont tenues avec la plus scrupuleuse propreté.

Le cimetière, bien qu'il n'ait jamais donné lieu à une plainte bien fondée, a été reculé de 4oo mètres vers le Nord.

Enfin, de larges voies ont été percées, baignées d'air et de soleil ; les chaussées revêtues de macadam, bordées de trottoirs en bitume ou en carreaux céramiques, sont tenues en bon état de viabilité. Les maisons grattées, repeintes ou badigeonnées au moins une fois tous les dix ans, ont un aspect de jeunesse, de prospérité, de bonne santé, oserions-nous dire, qui réjouit la vue.

---

## — III —

# PROPHYLAXIE DES MALADIES TRANSMISSIBLES

Dans ces dernières années, grâce à de précieuses initiatives, la ville de Pau a été dotée des installations nécessaires à la lutte contre la propagation des maladies épidémiques et contagieuses.

### Hospice des Contagieux.

A l'Hospice central du Cours Bosquet, les contagieux étaient isolés, soit dans des salles spéciales, soit plus tard dans un pavillon isolé ; mais, l'isolement ainsi compris était le plus souvent inefficace et chaque fois que l'on avait à y traiter une maladie à forte expansion épidémique, telle que la variole (le plus souvent importée d'Espagne), il se produisait d'autres cas intérieurs qui rayonnaient bientôt en ville. Il importait de remédier à ce fâcheux état de choses.

En 1895, après entente avec la Municipalité et avec l'aide d'une subvention sur les fonds du Pari Mutuel, la Commission administrative de l'Hospice fit ériger hors ville un Hospice d'isolement destiné au traitement des maladies contagieuses. L'emplacement choisi est situé au Nord de la Ville, sur un point relativement élevé, en dehors du périmètre de l'Octroi, dans un quartier peu habité et peu fréquenté. L'établissement comprend un pavillon pour les malades, précédé des constructions nécessaires aux services généraux du petit Hospice, et un pavillon pour le service de la désinfection.

**Pavillon des malades.** — Le pavillon des malades ne comporte qu'un rez-de-chaussée, surélevé sur des piliers en maçonnerie de 0$^m$,80 de hauteur. Il est divisé en 10 chambres, 5 de chaque côté, exposées au Midi et rendues indépendantes les unes des autres par un corridor intérieur qui longe leur côté Nord ; ces chambres, largement ventilées, sont chauffées au moyen de poêles en faïence qui peuvent s'allumer du dehors ; toutes les cloisons de distributions intérieures sont entièrement vitrées au-dessus de 1$^m$,10 de hauteur ; le parquet est en sapin noyé sur bitume ; le revêtement des murs et des parquets est imperméable et le mobilier, par sa composition et sa simplicité, rend facile l'application des mesures d'une désinfection rigoureuse. Le pavillon, dans son ensemble, peut recevoir 10 malades absolument isolés ou 20 malades en les doublant dans chaque chambre lorsqu'ils sont atteints de la même affection.

En cas d'épidémie plus importante, deux plateformes bitumées ont été préparées dans le jardin au Sud du pavillon pour recevoir deux grandes tentes Tollet qui peuvent encore contenir 20 malades.

Selon toutes prévisions, le pavillon des contagieux servira presque exclusivement aux varioleux ; pour rendre les épidémies de cette nature encore plus rares, il a été organisé un Service municipal de vaccination gratuite, qui fonctionne tous les Samedis à 11 heures du matin dans une des salles de la Nouvelle-Halle.

**Pavillon de la désinfection.** — Le complément nécessaire du pavillon d'isolement est un pavillon de désinfection ; tandis que le premier a été rejeté vers l'intérieur des terres, celui-ci se trouve à côté de la porte d'entrée.

Comme tous les établissements de ce genre, le pavillon de la désinfection se compose de deux parties distinctes, complètement séparées : le côté des objets infectés et le côté des objets désinfectés, qui n'ont d'autre communication directe que par l'étuve qui est encastrée dans le mur de séparation. Cette étuve, du système Geneste et Herscher, à vapeur sous pression, a une capacité de deux mètres cubes et demi ; elle est secondée par deux pulvérisateurs à levier et à lance pour la désinfection à domicile.

**Service de la désinfection.** — Le service de la désinfection fonctionne sous la direction et la surveillance du Bureau d'Hygiène ; le personnel dont il dispose comprend un cocher pour la conduite des voitures, un mécanicien, un aide-mécanicien et des aides-auxiliaires. Les voitures, au nombre de deux, sont du genre fourgon et hermétiquement closes ; l'une est exclusivement affectée au transport des objets infectés, l'autre à celui des objets désinfectés.

L'obligation de la désinfection n'étant pas inscrite dans la loi, les désinfections à Pau sont absolument facultatives ; cependant, la Municipalité est loin de se désintéresser de la vulgarisation de cette excellente mesure prophylactique et, dès que la production d'un cas contagieux arrive à sa connaissance, soit par la déclaration médicale obligatoire, soit par le bulletin de décès, une instruction, visant les mesures à prendre pour empêcher la propagation de la maladie, est envoyée à la famille, sous pli cacheté, avec une lettre de M. le Maire l'engageant à se conformer à ces prescriptions.

Les désinfections sont gratuites pour l'Hospice et pour les indigents ; la gratuité est également accordée aux familles peu aisées qui en font la demande. Pour toutes autres personnes, elles sont assujetties au tarif de 12 fr. par homme et par journée de pulvérisation, divisible par moitié, et de 13 fr. par demi-étuve ; la désinfection du linge, en cours de maladie, est prévue dans ce tarif. Toutes opérations de désinfection faites sans interruption pour la même personne ou le même logement sont passibles d'un rabais de 50 % sur toutes les sommes excédant 40 francs. S'il est réclamé par une maison de santé ou une famille des désinfections hebdomadaires de linge et de literie pendant la saison d'hiver de six mois avec la désinfection totale de la maison ou de l'appartement à la fin de la saison, le prix total est de 200 fr. Enfin, il est délivré des certificats, visés par le Maire, indiquant la date à laquelle des maisons ou parties de maison ont été désinfectées ; le coût de ce certificat est de 1 fr. 50.

Les désinfections sont nombreuses pour l'Armée, pour l'Hospice et pour le Sanatorium de Trespoey. Elles sont plus rares pour les logements de la Ville : nous relevons cependant 34 désinfections en 1896, 98 en 1897, 115 en 1898 et 102 en 1899.

## Laboratoire de Bactériologie.

La ville de Pau doit à la généreuse initiative de M. le Docteur Valéry Meunier de posséder un Laboratoire de Bactériologie qu'il a fait édifier, en 1898, dans les jardins de l'Hospice dont il est complètement isolé.

Cet Établissement, important surtout par les nombreux services qu'il est appelé à rendre à la Ville et au pays entier, est un modèle du genre : toutes les surfaces y sont imperméables ; les tables en lave émaillée, les murs peints au ripolin, le sol en carreaux céramiques sont aisément désinfectables avec les antiseptiques les plus puissants ; les cages, contenant les animaux destinés aux expériences physiologiques, sont d'une stérilisation facile et placées dans des locaux spéciaux.

La Direction du Laboratoire a été confiée à M. le Docteur Henri Meunier, fils du fondateur, ancien Interne et Chef de Laboratoire des Hôpitaux de Paris, dont la compétence en cette matière est toute spéciale. Nous lui devons déjà de nombreux examens cliniques et plusieurs analyses d'eau très importantes.

## Bureau d'Hygiène.

La création d'un Bureau d'Hygiène à Pau remonte à l'année 1885.

Le Directeur, dont l'autorité s'appuie sur une Commission municipale d'hygiène, a pour principales attributions de recueillir les renseignements relatifs aux maladies transmissibles et de provoquer et surveiller les mesures prophylactiques qu'elles nécessitent ; il signale à l'autorité les circonstances qui peuvent avoir contribué au développement et à la propagation de la maladie et si, au domicile du malade ou du décédé, il constate des causes permanentes d'insalubrité, il en dresse des rapports qui sont soumis à la Commission des logements insalubres. Il contrôle l'Inspection des denrées alimentaires et les opérations du Service des mœurs. Enfin, il centralise tous les documents de l'Etat Civil et les collige dans des bulletins de statistique hebdomadaires et mensuels et dans des rapports de fin d'année qui font ressortir les progrès réalisés et ceux qui restent à obtenir.

## — IV —

# RÉSULTATS OBTENUS

La comparaison des tableaux de léthalité de la ville de Pau depuis 1855 jusqu'à nos jours fait ressortir d'heureuses modifications dans l'état sanitaire de la population.

Pour rendre le résultat plus palpable, nous avons divisé ces 45 années en trois périodes comparatives, de durée inégale, il est vrai, mais dont les limites sont fixées par un événement hygiénique prépondérant : la première période comprend les années 1855 à 1874, pendant lesquelles la ville de Pau, soumise au régime des fosses peu ou point étanches, s'alimente exclusivement en eaux de son sous-sol ; dans la deuxième période qui s'étend de l'année 1875 à l'année 1884, la plus grande partie du réseau d'égouts est construite, mais les eaux de l'alimentation hydraulique, souvent troubles à cause de la mauvaise exécution de la conduite d'amenée, n'ont pas encore obtenu la faveur de la population ; enfin, dans la troisième période, de l'année 1885 à l'année 1899, après la réfection de la conduite, en 1884, la population, ainsi que le montre le nombre toujours croissant des concessions d'eau, commence à apprécier les bienfaits de l'alimentation hydraulique, divers tronçons d'égouts sont encore créés, l'assainissement arrive à son apogée.

La mortalité générale de la première période est de 26,66 pour 1.000 habitants ; celle de la deuxième, de 23,59 ; celle de la troisième, de 21,46 ; plus spécialement la mortalité générale des cinq dernières années est de 20,69.

Mais, détail qui ne manque pas d'importance, l'amélioration ne porte pas seulement sur le nombre brut des décès mais aussi sur l'âge des décédés, ainsi que le fait ressortir le tableau suivant :

| GROUPES D'AGES | NOMBRE DE DÉCÈS POUR 1.000 HABITANTS DE CHAQUE GROUPE D'AGES | | | |
| --- | --- | --- | --- | --- |
| | PÉRIODE 1855-1874. | PÉRIODE 1875-1884. | PÉRIODE 1885-1899. | ANNÉES 1895-1899. |
| Habitants ayant moins de 1 an. | 222 | 185 | 208 | 186 |
| — de 1 à 19 ans. | 16 | 11 | 8 | 7 |
| — de 20 à 39 ans. | 15 | 12 | 9 | 9 |
| — de 40 à 59 ans. | 22 | 20 | 20 | 19 |
| — de 60 ans et au-dessus. | 75 | 75 | 73 | 68 |

Ce tableau donne le sens de l'amélioration survenue ; pour avoir sa vraie valeur il faut la rapporter au nombre des habitants de chaque groupe ainsi que nous l'avons fait dans le tableau suivant :

| GROUPES D'AGES | DIFFÉRENCES pour 1.000 entre la période (1855-74) et les années (1895-99). | POPULATION présente au recensement du 29 mars 1896. | NOMBRE de SURVIES, PAR ANNÉE. |
| --- | --- | --- | --- |
| Habit.ˢ ayant moins de 1 an. | 36 | 351 | 12 |
| — de 1 à 19 ans...... | 9 | 9.586 | 86 |
| — de 20 à 39 ans..... | 6 | 11.413 | 68 |
| — de 40 à 59 ans..... | 3 | 7.640 | 22 |
| — 60 ans et au-dessus. | 7 | 3.992 | 27 |
| — un âge inconnu.... | » | 49 | » |
| TOTAUX.... | | 33.031 (Population présente). | 215 |

Ainsi, l'heureuse modification des conditions sanitaires de la Ville se traduit aujourd'hui par un gain annuel de 215 existences dont tous les âges mais surtout les adolescents et les adultes bénéficient.

Le dépouillement des causes de décès accuse une diminution considérable des décès par maladies zymotiques.

La fièvre typhoïde paraît avoir été, dans les deux premières périodes, une cause de décès beaucoup plus commune que de nos jours ; il est difficile de préciser avec quelque exactitude le nombre de décès qui lui incombe, parce qu'il régnait à son égard dans la nomenclature en usage une véritable confusion qui existait, il est vrai, dans la science à cette époque. Indépendamment des fièvres muqueuses, ataxiques, adynamiques que nous rattachons sans hésitation à la fièvre typhoïde, la nomenclature porte des fièvres continues inflammatoires, catarrhales, bilieuses, des fièvres cérébrales et, par surcroît, une colonne très chargée de « autres fièvres », sans compter les fièvres intermittentes et pernicieuses. En ne tenant compte que des premières, nous arrivons pour la première période à une moyenne de 27 décès annuels, pour la deuxième à une moyenne de 20, pour la troisième à une moyenne de 9 ; la moyenne des cinq dernières années est de 6.

La variole qui, dans la première période, sévissait presque tous les ans, a produit par suite de la grande épidémie de 1870-71 une moyenne de 24 décès annuels ; dans la deuxième, elle est représentée par 5 décès en tout ; la troisième, à cause d'une petite épidémie, en 1891, comprend une moyenne de 2 décès par année ; dans les cinq dernières années, il n'y a eu qu'un seul décès pour cette cause.

La rougeole n'a pas subi de modifications sensibles ; elle a périodiquement des retours offensifs qui déterminent une moyenne de 5 décès annuels.

La scarlatine est faiblement représentée dans toutes les périodes, parce qu'elle est rarement mortelle sous notre climat.

La diphtérie a subi un léger accroissement dans la deuxième période : 13 décès par an au lieu de 10 dans la première période ; dans la troisième, le nombre des décès annuels s'est abaissé à 7 ; il n'est que de 2 dans les cinq dernières années depuis l'emploi de la sérothérapie.

Le choléra, en 1855, a occasionné 51 décès à l'Asile des aliénés ; il n'a pas reparu depuis.

Les gastro-entérites des enfants du second âge, qui ont été la cause de nombreux décès dans les deux premières périodes, ont très exactement suivi la marche de la fièvre typhoïde.

La fièvre puerpérale prélève toujours 1 décès annuel en moyenne.

La tuberculose des différents appareils continue à faire de nombreuses victimes ; environ le cinquième de la mortalité totale lui incombe.

En résumé, nous constatons une diminution notable pour la fièvre typhoïde, la variole, la diphtérie et les gastro-entérites du groupe (1 à 19 ans), et le *statu quo* pour les autres affections. La fièvre typhoïde et les gastro-entérites ont dû être plus spécialement influencées par les grands travaux d'assainissement et surtout par l'adduction d'eaux de source ; elles ne sévissent plus que sur les personnes qui s'attardent à boire de l'eau de puits très souvent contaminée. La variole a cédé devant la propagation de la vaccine. Le nombre des victimes de la diphtérie a baissé depuis la sérothérapie. A défaut d'un vaccin spécial, toutes les autres affections contagieuses peuvent être arrêtées dans leur propagation par la désinfection ; malheureusement, cette mesure prophylactique n'étant pas obligatoire, le progrès, suscité par l'exemple et la persuasion, sera lent à venir.

Aujourd'hui, la partie agglomérée de la ville de Pau, qui couvre 271 hectares et renferme 30.696 habitants sur les 33.012 de la population résidente totale, doit être considérée comme assainie. A l'exception de la rue du XIV Juillet, sur la rive gauche du Gave, et de quelques passages privés qui ne remplissent pas les conditions requises pour la prise en charge par la Ville, toutes les rues sont canalisées et il existe 25.564 mètres d'égouts. Chaque habitant dispose de près de 3oo litres d'eau de source par jour et 1.074 maisons, sur les 2.297 de l'agglomération, en sont directement approvisionnées. La Ville est bien tenue dans toutes ses parties. A ces conditions, il faut ajouter la forte proportion de surface non bâtie, à savoir 221 hectares, généralement couverts d'arbres et de plantations qui contribuent à entretenir la pureté de l'atmosphère et tempèrent les chaleurs de l'été.

Il résulte de ce concours de causes favorables, secondées par un climat exceptionnel, un état sanitaire satisfaisant et qui va sans cesse s'améliorant. Le relevé des décès des cinq dernières années, en progrès sur les années précédentes, accuse un taux obituaire de 20,69 pour 1.000 habitants. Ce taux est formé de la totalité des décès survenus sur le territoire de la commune, c'est-à-dire, comprend les décès très nombreux de l'Asile interdépartemental des aliénés et ceux de la clientèle d'hiver non recensée. Cette majoration, illégitime puisque ces décès n'appartiennent pas à la population indigène, est exorbitante, car elle enfle d'un bon cinquième le chiffre de décès qui lui incombe. Le taux obituaire rectifié de la ville de Pau n'est, pour les cinq dernières années, que de 16,33 pour 1.000 habitants.

*Le Directeur du Bureau Municipal d'Hygiène.*

D<sup>r</sup> BARTHÉ.

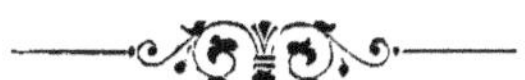